BEI GRIN MACHT SICH IHR WISSEN BEZAHLT

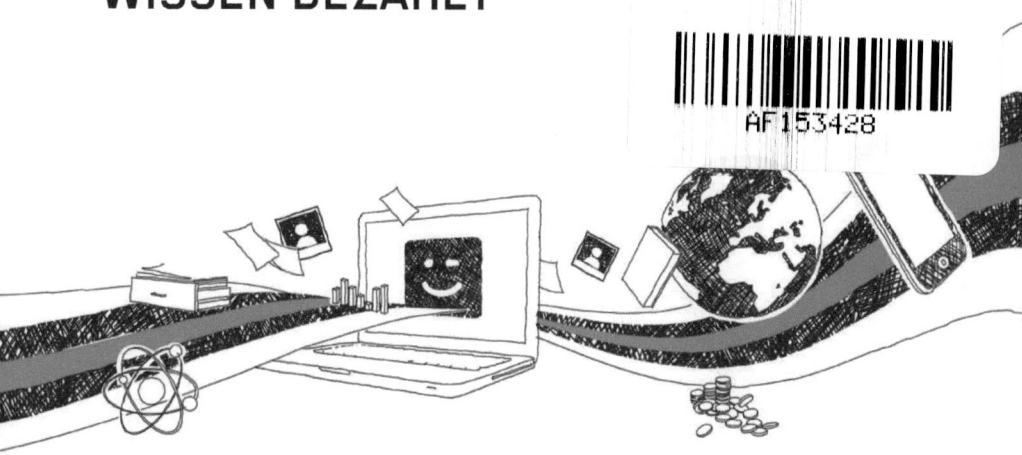

- Wir veröffentlichen Ihre Hausarbeit, Bachelor- und Masterarbeit

- Ihr eigenes eBook und Buch - weltweit in allen wichtigen Shops

- Verdienen Sie an jedem Verkauf

Jetzt bei www.GRIN.com hochladen und kostenlos publizieren

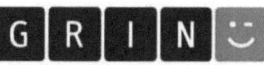

Evidence-based Nursing. Barrieren und Lösungsansätze zur Implementierung in die Pflegepraxis

Vera Haas

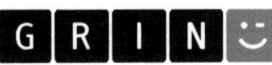

Bibliografische Information der Deutschen Nationalbibliothek:

Die Deutsche Nationalbibliothek verzeichnet diese Publikation in der Deutschen Nationalbibliografie; detaillierte bibliografische Daten sind im Internet über http://dnb.d-nb.de abrufbar.

ISBN: 9783346514899
Dieses Buch ist auch als E-Book erhältlich.

Druck und Bindung: Books on Demand GmbH, Norderstedt Germany
Gedruckt auf säurefreiem Papier aus verantwortungsvollen Quellen

Das vorliegende Werk wurde sorgfältig erarbeitet. Dennoch übernehmen Autoren und Verlag für die Richtigkeit von Angaben, Hinweisen, Links und Ratschlägen sowie eventuelle Druckfehler keine Haftung.

Das Buch bei GRIN: https://www.grin.com/document/1139731

Seminararbeit der Lehrveranstaltung

Evidenzbasierte Gesundheitsversorgung

an der Hochschule Aalen

Fakultät Wirtschaftswissenschaften

Studienbereich Gesundheitsmanagement

Evidence-based Nursing

Barrieren und Lösungsansätze zur Implementierung von EBN in
die Pflegepraxis

Name: Semester: Vera Haas

                          Sommersemester 2021

Tag der Einreichung: 25.07.2021

Inhaltsverzeichnis

Abkürzungsverzeichnis

DNQP   Deutsches Netzwerk für Qualitätsentwicklung in der Pflege

EBN   Evidence-based Nursing

PflBG   Pflegeberufegesetz

Anmerkungen:

Im Sinne einer besseren Lesbarkeit wurde auf eine geschlechterspezifische Differenzierung verzichtet. Die entsprechenden Begriffe gelten im Sinne der Gleichbehandlung für jegliches Geschlecht.

Abkürzungen werden bei der ersten Verwendung im Text ausgeschrieben und in Klammern eingeführt.

Der deutsche Begriff „Evidenz" und der englische Begriff „Evidence" haben nicht die identische Bedeutung. „Evidence" bedeutet wörtlich übersetzt „Beweis". „Evidenz" bedeutet, das was keiner weiteren Prüfung bedarf (Schlömer 2000: 47). Um Verwechslungen zu vermeiden wird in dieser Arbeit der deutsche Begriff „Evidenz" dem englischen Begriff „Evidence" gleichgesetzt. Demnach werden auch die Begriffe „evidenzbasierte Pflege" und „Evidence-based Nursing" synonym verwendet.

Abbildungsverzeichnis

Tabellenverzeichnis

1 Einleitung

Pflegekräfte werden in ihrem beruflichen Alltag vor große Herausforderungen gestellt. Als eine der wichtigsten davon zählt das Treffen von pflegerischen Entscheidungen, welches für das Patientenwohl von großer Bedeutung ist (Herr-Wilbert 2008: 142f.). Der demografische Wandel und die daraus resultierende steigende Anzahl an chronisch kranken und multimorbiden Menschen führt zu immer komplexer werdenden Krankheitsbildern (Darmann-Finck & Reuschenbach 2018: 163). Dies erschwert die Entscheidungsfindung für Pflegende gravierend. Aus diesem Grund reicht heute traditionelles Erfahrungswissen von Pflegenden allein nicht mehr aus. Vielmehr besteht die Notwendigkeit, die Wissenschaft mit der Praxis zu verknüpfen und dadurch pflegerische Entscheidungen auf Grundlage von wissenschaftlich überprüften Erkenntnissen zu treffen (Behrens & Langer 2016: 21). Dieses evidenzbasierte Vorgehen in der Pflege wird als Evidence-based Nursing (EBN) bezeichnet.

Wie auch in anderen Gesundheitsberufen (z.B. Medizin, Physiotherapie) gewinnt die Evidenzbasierung in der Pflege mit der Zeit immer mehr an Bedeutung (Marquardt 2013: 14). Eine wissenschaftliche Arbeit aus Texas hat 84 Studien ausgewertet und zeigt, dass, dass Patienten, welche auf Grundlage von wissenschaftlichen Erkenntnissen pflegerisch betreut wurden, eine bessere Prognose hatten als welche, die herkömmlich gepflegt wurden (Marquardt 2013: 15).

Durch die Erkenntnis, dass die Qualität der Arbeit durch relativ einfache Standards deutlich verbessert wurde und dadurch auch ein wertvoller Nutzen für Patienten entsteht, erfährt EBN auch in Deutschland fortlaufend einen höheren Stellenwert (Marquardt 2013: 15). Demnach besteht die Notwendigkeit, pflegerische Fachkräfte höher zu qualifizieren und auf evidenzbasierter Grundlage handeln zu lassen, um den steigenden Anforderungen gerecht zu werden. Hierzu ist eine Akademisierung des Pflegeberufs in Form einer primärqualifizierenden hochschulischen Erstausbildung unerlässlich (Darmann-Finck & Reuschenbach 2018: 163).

Im Rahmen der Literaturrecherche wurden für die Arbeit folgende Themen ausgearbeitet.

- ➢ Die Begriffsbestimmung und der Ursprung von EBN
- ➢ die Komponenten der pflegerischen Entscheidungsfindung
- ➢ die Methode EBN
- ➢ Die Rolle der Qualitätssicherung und der Akademisierung des Pflegeberufs für EBN
- ➢ Barrieren bei der Umsetzung von EBN in die Praxis sowie deren Lösungsansätze

Diese Erkenntnisse sind in den folgenden Kapiteln dargestellt. Im Kapitel der Lösungsansätze zur Implementierung von EBN in die Praxis werden neben Erkenntnissen aus der Literaturrecherche auch eigene Ideen aufgezeigt. Ein kurzer Ausblick sowie ein Fazit runden die Arbeit ab.

1.1 Zielsetzung und Fragestellung

Die Arbeit beschäftigt sich mit dem Thema Evidence-based Nursing. Ziel ist es, den aktuellen Forschungsstand zum Thema zusammenzufassen. Außerdem sollen die Barrieren bei der Umsetzung pflegewissenschaftlicher Erkenntnisse in die Praxis aufgezeigt werden. Verschiedene Lösungsansätze, welche in der Literatur gefunden wurden, sollen aufzeigen, wie diese Barrieren zu überwinden sind. Des Weiteren wird die Akademisierung in der Pflege untersucht und deren Bedeutung für die evidenzbasierte Pflege dargestellt.

2 Evidence-based Nursing

Bevor im weiteren Verlauf dieses Kapitels wichtige Komponenten und Methoden aufgeführt werden, erfolgt zuerst eine Definition des Begriffs „Evidence-based Nursing".

Der Begriff „Evidence-based Nursing" stammt aus dem Englischen und bedeutet sinngemäß übersetzt: Auf Beweisen basierende Pflege (Herr-Wilbert 2008: 2). Behrens und Langer definieren Evidence-based Nursing als

> „[...] die Nutzung der derzeit besten wissenschaftlich belegten Erfahrungen Dritter im individuellen Arbeitsbündnis zwischen einzigartigen Pflegebedürftigen oder einzigartigem Pflegesystem und professionell Pflegenden." (Behrens & Langer 2016: 25).

Demnach bedeutet EBN, die derzeit besten wissenschaftlichen Belege mit

> ➢ dem theoretischen Wissen und den praktischen Erfahrungen der Pflegenden
> ➢ den Vorstellungen des Patienten
> ➢ und den vorhandenen Ressourcen

zu verknüpfen und in die tägliche Pflegepraxis umzusetzen (Behrens & Langer 2016: 21; Marquardt 2013: 14).

Dabei steht die Frage, ob und wie wissenschaftlich belegte Erkenntnisse aus der Forschung in die Pflegepraxis implementiert werden können, im Vordergrund. EBN ist sowohl ein Instrument zur Entscheidungsfindung als auch ein Konzept des lebenslangen Lernens für das Individuum, Teams und Organisationen. Dabei soll immer das Wohl des einzelnen Patienten im Vordergrund stehen (Schlömer 2000: 49).

Durch die Methode EBN kann eine Auswahl und Beurteilung wissenschaftlicher Literatur durchgeführt werden, um diese wissenschaftlichen Erkenntnisse auf eine spezifische Pflegesituation anzuwenden (Schlömer 2000: 47f.).

Ziel von EBN ist es, die Ergebnisse von Pflegeinterventionen zu verbessern und die Pflegepraxis weiter zu entwickeln. Außerdem soll EBN dabei unterstützen, schädliche Pflegeinterventionen oder Pflegeinterventionen ohne Effekt zu erkennen und zu verhindern (Schilder 2010: 53f; Schlömer 2000: 49).

2.1 Komponenten der pflegerischen Entscheidungsfindung

Das Treffen von pflegerischen Entscheidungen ausschließlich aufgrund von Patientenpräferenzen oder der eigenen Erfahrungen kann große Gefahren für den Patienten nach sich ziehen. Um eine professionelle pflegerische Entscheidung treffen zu können, sollten aus diesem Grund mehrere Komponenten berücksichtigt werden. Behrens und Langer sehen es als notwendig, bei der pflegerischen Entscheidungsfindung die Patientenpräferenzen mit den eigenen Erfahrungen (Pflegeexpertise), den Ergebnissen der Pflegeforschung sowie mit den Umgebungsbedingungen zu verknüpfen. Nur unter

Einbezug all dieser Komponenten kann eine qualitativ hochwertige Pflege sicherge-
stellt werden (Behrens & Langer 2016: 27; Herr-Wilbert 2008: 143f.). Die folgende Abbildung 1 stellt diese Verknüpfung grafisch dar.

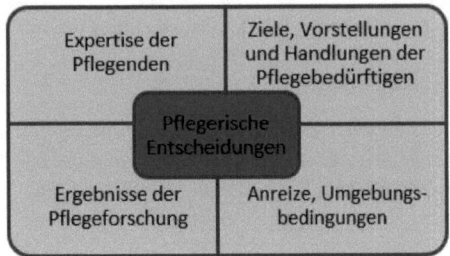

Abbildung 1: Komponenten der pflegerischen Entscheidungsfindung. (Modifiziert nach Behrens & Langer 2016: 27).

Die oben genannten Begriffe werden nun genauer erläutert. Die Ergebnisse der Pflegeforschung stellen die externe Evidenz dar. Diese umfasst das wissenschaftlich gesi-
cherte Wissen, dessen Wirksamkeit nachgewiesen ist. Dabei handelt es sich um die
nachgewiesene Wirksamkeit von beispielsweise Interventionen, welche aus Erfahrungen Dritter gewonnen werden kann (Behrens & Langer 2016: 30). Dieses Wissen ist in
Datenbanken (z.B. Cochrane Library etc.) in Form von Studien zu finden. Externe Evidenz gibt eine Antwort auf die Frage, welche Wirkung eine Intervention auf eine be-
stimmte Population hatte. Einfach gesagt: Was hat anderen wie geholfen?

Die Pflegeexpertise sind Erfahrungen und Fertigkeiten, welche professionell Pflegende
während ihrer Berufsausbildung und -ausübung gewinnen. Diese Komponente stellt
die interne Evidenz dar. Interne Evidenz beruht im Gegensatz zur externen Evidenz
allein auf Erfahrungswissen und kann nicht nachgelesen bzw. anderweitig belegt werden. Für eine ausgeprägte interne Evidenz benötigt die pflegende Person große Fach-
kompetenz und muss wichtige Probleme in der Praxis wahrnehmen können. Sie muss
sich bewusst sein, warum sie wann welche Handlung durchführt und ob diese nach-
vollziehbar ist (Behrens & Langer 2016: 58; Herr- Wilbert 2008: 143f.).

Interne Evidenz entsteht durch die Begegnung und die Kommunikation der Pflegeper-
son mit dem individuellen Patienten. Sie umfasst alles, was nur der Patient selbst über
sich weiß und in der Begegnung mit dem Pflegenden geklärt werden kann. Die Wün-
sche und Ziele des Patienten werden mit einbezogen. Hierzu gehören beispielsweise
die Anamnese und die Pflegediagnose. Resultierend daraus ist festzuhalten, dass interne Evidenz sowohl die Expertise der Pflegenden als auch die Patientenpräferenzen
umfasst (Behrens & Langer 2016: 58; Herr-Wilbert 2008: 143f.).

Neben der internen und externen Evidenz fließen bei der Entscheidungsfindung die
Umgebungsbedingen bzw. Umweltfaktoren mit ein. Diese beinhalten rechtliche Ver-
pflichtungen wie beispielsweise die Verpflichtung zum Qualitätsmanagement. Aber

auch die Struktur des Gesundheitswesens, politische Rahmenbedingungen, Vorschriften und Leitlinien zählen hierzu (Behrens & Langer 2016: 29, Herr-Wilbert 2008: 144).

Zusammenfassend lässt sich sagen, dass alle vier Komponenten bei der Entscheidungsfindung einbezogen werden müssen, um evidenzbasiert zu handeln. Entscheidungen dürfen nicht allein aufgrund von externer Evidenz getroffen werden, gleichzeitig aber auch nicht allein aus dem Bauchgefühl heraus. Die gefundene externe Evidenz soll mit der internen Evidenz abgeglichen werden, bevor sie in der Praxis angewendet wird. Demnach sollen die Interventionen immer an die Patientenwünsche angepasst und wissenschaftlich belegt sein (Behrens & Langer 2016: 29, Schlömer 2000: 48).

2.2 Die Akademisierung des Pflegeberufs

In diesem Kapitel wird die Bedeutung der Akademisierung für EBN aufgezeigt. Außerdem werden die Entwicklungen und der aktuelle Stand der Akademisierung des Pflegeberufs in Deutschland dargestellt. Die Entwicklung der Pflegeforschung und somit auch die Entwicklung von EBN ist eng mit der Entwicklung der Akademisierung des Pflegeberufs verbunden (Köpke & Meyer 2013: 51).

Die Akademisierung des Pflegeberufs in Deutschland steckt im internationalen Vergleich noch in den Kinderschuhen, hat sich aber innerhalb der letzten Jahre weiterentwickelt und etabliert. Eine Studie an deutschen Unikliniken kam zu dem Ergebnis, dass bisher nur ca. 1% hochschulisch ausgebildete Pflegepersonen (Pflegeakademiker) in der direkten Patientenversorgung tätig sind. Der Wissenschaftsrat fordert eine Akademikerquote von 10-20% in der direkten Patientenversorgung. Um das Niveau anderer Länder zu erreichen und den Anforderungen des Wissenschaftsrats gerecht werden zu können erscheint eine evidenzbasierte Entwicklung einer akademischen Ausbildung als unerlässlich (Rogalski et al. 2013: 118; Schmidt & Hüsken 2019: 1; Tannen et al. 2016: 39f.).

Der Akademisierungstrend wurde durch die Debatte „Pflegenotstand" in den 1980ern ausgelöst, bei welcher erkannt wurde, dass der Bedarf an Pflegefachkräften wächst. Durch den wachsenden Bedarf an Pflegefachkräften in Kombination mit immer komplexer werdenden Krankheitsbildern, besteht nicht nur die Notwendigkeit einer quantitativen Erhöhung des Personals, sondern auch einer qualitativen Verbesserung. Es wird Pflegepersonal benötigt, welches in der Lage ist, wissenschaftliche Erkenntnisse in die Pflegepraxis zu übertragen (Kälble & Pundt 2016: 43f.; Meyer-Kühling 2019: 18; Rogalski et al. 2013: 118).

Unter anderem hat die in der Denkschrift „Pflege braucht Eliten" der Robert Bosch Stiftung geforderte Akademisierung dazu geführt, dass bis zum Jahr 2000 ca. 60 Pflegestudiengänge in Deutschland eingeführt wurden (Kälble & Pundt 2016: 43f.). Stand 2018 gab es in Deutschland insgesamt 144 Studiengänge im Bereich der Pflege an (Fach-)Hochschulen und Universitäten, darunter 112 Bachelor- und 32 Masterstudiengänge.

5

Bei diesen Studiengängen handelt es sich allerdings zum Großteil um keine primärqualifizierenden Pflegestudiengänge, in der Regel wird eine Ausbildung als Gesundheits- und Krankenpfleger vorausgesetzt. Resultierend daraus werden die Studierenden dieser Studiengänge überwiegend für Management- und Leitungsfunktionen qualifiziert und nicht für die Pflegepraxis direkt am Bett (Heitmann-Reuter 2019: 59f.; Kälble & Pundt 2016: 44). Ziel der Akademisierung ist es, praktisch Pflegende zu professionalisieren, damit Pflegeakademiker ihre auf Wissenschaft beruhenden Kenntnisse direkt am Patienten anwenden und somit den Theorie-Praxis-Transfer unterstützen können (Fleischmann 2013: 92).

Einige Wissenschaftler sehen die Evidenzbasierung als den richtigen Weg zur Professionalisierung der Pflege und somit zur Bewältigung der steigenden Anforderungen bedingt durch den demografischen Wandel. Denn in Studien konnte eine Verbesserung der Versorgungsqualität durch den Einsatz von wissenschaftlich qualifizierten Pflegenden und durch das Handeln auf evidenzbasierter Grundlage nachgewiesen werden. Weitere internationale Studienergebnisse zeigten außerdem Verbesserungen der Patientenergebnisse durch die Übernahme der direkten Pflege am Bett durch Pflegeakademiker (Darmann-Finck & Reuschenbach 2018: 163; Friesacher 2009: 3).

Aus diesem Grund besteht die Notwendigkeit einer primärqualifizierenden Pflegeausbildung an Hochschulen. Seit 2016 besteht das Angebot erster primärqualifizierender Studiengänge, bei welchen die Studierenden sowohl einen pflegerischen als auch einen hochschulischen Abschluss erlangen können. Durch das neue Pflegeberufegesetz (PflBG) ist eine primärqualifizierende hochschulische Pflegeausbildung ab 2020 gesetzlich festgeschrieben. Im Rahmen des Bachelorstudiums sollen die Studierenden tiefere Kenntnisse in die Pflegewissenschaft erlangen.

> *„Das Studium vermittelt neben den Inhalten der beruflichen Ausbildung unter anderem Kompetenzen zur Steuerung und Gestaltung hochkomplexer Pflegeprozesse, zur Erschließung der neuesten pflegewissenschaftlichen Erkenntnisse und für eine kritisch reflexive Auseinandersetzung mit theoretischem wie praktischem Pflegewissen." (BMFSFJ o.J.).*

Hierdurch soll die Akademisierung weiter vorangetrieben und die vom deutschen Wissenschaftsrat geforderte Akademikerquote erreicht werden (PflBG, Schmidt & Hüsken 2019: 1).

2.3 Gesetzeslage und Qualitätssicherung

Durch die Betrachtung einzelner Paragraphen der Sozialgesetzbücher wird die Bedeutung von EBN erkennbar. Dieses Kapitel soll einen Überblick geben, wie EBN gesetzlich geregelt und vorgeschrieben ist und in welchem Zusammenhang die Qualitätssicherung dazu steht. Anzumerken ist, dass an dieser Stelle nicht alle Gesetzesauszüge, welche EBN regeln, dargestellt werden, da dies den Rahmen der Arbeit übersteigen würde. Der Fokus liegt auf den gängigsten Gesetzesauszügen.

§12 Abs. 1 Satz 1 SGB V sowie §4 Abs 3 SGB XI fordern eine „wirksame und wissenschaftliche Pflege", welche laut §§235ff. SGB V auf „wissenschaftlichen Erkenntnissen" beruhen soll (Behrens & Langer 2016: 26; SGB V; SGB XI).

Des Weiteren ist in §70 Abs. 1 SGB V geregelt, dass:

> *„[...] die Krankenkassen und die Leistungserbringer eine bedarfsgerechte und gleichmäßige, dem allgemein anerkannten Stand der medizinischen Erkenntnisse entsprechende Versorgung der Versicherten zu gewährleisten [haben]. Die Versorgung der Versicherten muss ausreichend und zweckmäßig sein [...]." (SGB V).*

Diese „ausreichende und zweckmäßige" Versorgung kann erreicht werden, indem die Wirksamkeit der geplanten und durchgeführten Interventionen wissenschaftlich nachgewiesen und somit evidenzbasiert ist (Hanns & Langer 2003: 9).

Bereits in der Ausbildung der Pflegenden wird EBN gefordert. In den früheren Gesetzen der Altenpflege und der Krankenpflege war dies festgeschrieben (AltPflG; KrPflG). Nun wurden die beiden Gesetze im Zuge der neuen generalistischen Pflegeausbildung zum Pflegeberufegesetz zusammengeführt. Auch in dem neuen Gesetz wird EBN gefordert. In §5 Abs. 2 S. 2 ist folgendes festgeschrieben:

> *„Sie erfolgt entsprechend dem allgemein anerkannten Stand pflegewissenschaftlicher, medizinischer und weiterer bezugswissenschaftlicher Erkenntnisse auf Grundlage einer professionellen Ethik." (PflBG).*

Durch die aufgeführten Gesetzesauszüge wird deutlich, welch großen Stellenwert EBN hat. Doch EBN ist nicht nur sinnvoll, weil es gesetzlich vorgeschrieben ist, sondern spielt ebenfalls eine wesentliche Rolle in Bezug auf die Qualitätssicherung (Hanns & Langer 2003: 10).

Um den Zusammenhang von EBN und der Qualitätssicherung darzustellen werden vorerst Definitionen von Qualität aufgeführt:

Die Definition von Pflegequalität der U.S. National Associaton of quality assureance Professionals lautet:

> *„Stufen zu bestmöglichen Leistungen, die im Prozess der Pflege erbracht und dokumentiert werden. Sie basieren auf dem neuesten Kenntnisstand und den Möglichkeiten einer bestimmten Einrichtung." (Hanns & Langer 2003: 10).*

Auch die Definition der Joint Commission stellt dar, dass die Pflegequalität mit der Anwendung von wissenschaftlichen Erkenntnissen eng verknüpft ist, denn diese lautet:

> *„Grad, zu dem die Pflege die gewünschten Ziele erreicht und die unterwünschten Resultate unter Berücksichtigung des aktuellen Kenntnisstandes reduziert." (Hanns & Langer 2003: 10).*

Durch die aufgeführten Definitionen wird der Zusammenhang von Pflegequalität und EBN ersichtlich. Denn Interventionen, die auf wissenschaftlichen Belegen beruhen, führen eher zu gewünschten Zielen und reduzieren unerwünschte Ergebnisse (Hanns & Langer 2003: 10). Dies wurde unter anderem in einem Forschungsprojekt in Großbritannien nachgewiesen, bei welchem der Zugang zu relevanter Literatur und aktuellen Expertenstandards zu deutlichen Qualitätsverbesserungen führte. Auch in Deutschland wurde bereits nachgewiesen, dass die Behandlung auf evidenzbasierter Grundlage zu Qualitätsverbesserungen von pflegerischen Leistungen führt (Büscher & Blumenberg 2012: 25).

Eine zentrale Schlüsselfigur im Rahmen der Qualitätssicherung ist das Deutsche Netzwerk für Qualitätsentwicklung in der Pflege (DNQP). Dieses verfolgt das Ziel, das verfügbare pflegerische Fachwissen zur Verbesserung der Pflegequalität zu nutzen. Hierzu entwickelt das DNQP evidenzbasierte Praxis- und Expertenstandards, welche als Grundlage für das evidenzbasierte pflegerische Handeln dienen (Hochschule Osnabrück 2021). Um eine nachhaltige Qualitätsentwicklung in der Pflege zu erreichen, müssen wissenschaftliche Erkenntnisse bewertet werden und in die Pflege integriert werden (Büscher & Blumenberg 2012: 23). Dieses Vorgehen entspricht der Evidence-based Nursing Methode. Diese wird im nächsten Kapitel genauer beschrieben.

2.4 Die Methode Evidence-based Nursing

Im Folgenden wird die Methode des Evidence-based Nursing dargestellt. Behrens und Langer beschreiben den EBN Prozess als ein systematisches Vorgehen, welches aus sechs Schritten besteht (Behrens & Langer 2016: 37; Hanns & Langer 2003: 4). Dabei wird ausgehend von der internen Evidenz die externe Evidenz, sprich die Erfahrungen anderer genutzt. Die nachfolgende Abbildung 2 stellt die einzelnen Schritte und dessen Beziehungen zueinander dar. Die dicken Pfeile zeigen, wie das systematische Vorgehen im Idealfall verläuft. Jedoch verläuft dies in der Praxis nicht immer so linear wie dargestellt. Unter Umständen kann es notwendig sein, nach einer erfolglosen Literaturrecherche die Fragestellung nochmals anpassen zu müssen. In Abbildung 2 sind diese möglichen abweichenden Vorgehensweisen, welche in manchen Fällen erforderlich sind, anhand der dünnen Pfeile abgebildet (Hanns & Langer 2003: 4).

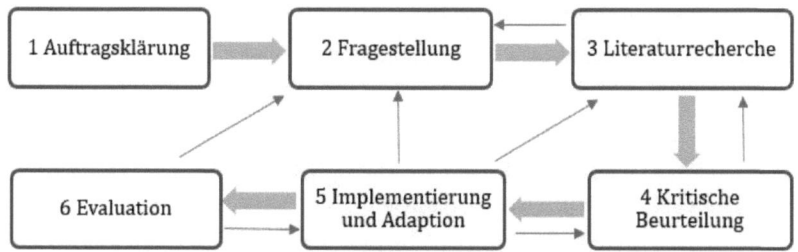

Abbildung 2: Die sechs Schritte der EBN Methode. (Modifiziert nach Behrens & Langer 2016: 37).

Auch wenn jeder dieser sechs Schritte für die Praxis von großer Bedeutung ist, werden in dieser Arbeit die Schritte Literaturrecherche und Kritische Beurteilung nicht weiter aufgeführt, da diese für die vorliegende Arbeit ohne Relevanz sind.

Im ersten Schritt **(Auftragsklärung)** wird, gemeinsam mit dem Klienten, der pflegerische Auftrag geklärt, sprich die Aufgabenstellung der Pflege definiert. Dadurch werden die pflegerischen Zuständigkeitsbereiche abgegrenzt. In der Pflege ist dies von sehr großer Bedeutsamkeit, da diese mit einem interdisziplinären Team zusammenarbeitet. Aus diesem Grund müssen die Zuständigkeiten und Aufgabenbereiche klar definiert und eindeutig von anderen Berufsgruppen abgegrenzt sein (Behrens & Langer 2016: 89ff; Hanns & Langer 2003: 5).

Dieser Schritt gilt als Merkposten und ist Voraussetzung für alle weiteren Schritte des EBN Prozesses. Denn erst wenn ein konkreter Auftrag bzw. eine konkrete Aufgabe vorliegt lässt sich ein Problem erkennen und die nachfolgende Fragestellung erhält einen Sinn. Einfach gesagt bedeutet die Auftragsklärung demnach: Was ist meine Aufgabe als Pflegender? (Behrens & Langer 2016: 37; 89ff; Hanns & Langer 2003: 5).

Nachdem der Auftrag geklärt und ein Problem identifiziert wurde, welches in das Aufgabengebiet der Pflege fällt, wird im zweiten Schritt der EBN Methode **(Fragestellung)** eine klare, beantwortbare Frage formuliert (Behrens & Langer 2016: 107). Dabei wird das bisherige Verhalten reflektiert, und das Problem, für welches eine Lösung gesucht wird, beschrieben. Dieser Schritt ist notwendig, um präzise Ergebnisse zu erzielen (Behrens & Langer 2016: 107, Hanns & Langer 2003: 5).

Nachdem die Literaturrecherche und die Bewertung abgeschlossen sind, soll im fünften Schritt **(Implementierung und Adaption)** das am besten bewertete Wissen in die Pflegepraxis implementiert werden (Behrens & Langer 2016: 37, 245). In diesem Schritt treten häufig Barrieren auf, welche im weiteren Verlauf dieser Arbeit noch ausführlich erläutert werden.

Im letzten Schritt dieses Prozesses erfolgt die Wirksamkeitskontrolle **(Evaluation)**. Dabei wird überprüft, ob die gewonnenen Erkenntnisse, welche in die Pflegepraxis implementiert wurden, eine erfolgreiche Wirkung erzielen konnten (Behrens & Langer 2016: 37).

3 Der Theorie-Praxis-Transfer von EBN

Bei dem Transfer von pflegewissenschaftlichen Erkenntnissen in die Praxis können einige Probleme auftreten. Um diese Probleme bewältigen zu können, soll die Methode Evidence-based Nursing unterstützen (Breimeier & Lohrmann 2011: 3f.; Schilder 2010: 49). Allerdings treten bei der Umsetzung von EBN in die Praxis ebenfalls einige Barrieren auf. Im Folgenden werden diese Barrieren aufgezeigt sowie Lösungsansätze zur Überwindung der Barrieren dargestellt.

3.1 Barrieren bei der Umsetzung von EBN in die Praxis

Als Grundlage bei der Darstellung der Barrieren bei der Umsetzung von EBN dient unter anderem eine systematische Übersichtarbeit über Barrieren für eine evidenzbasierte Pflegepraxis von Solomons und Spross 2010.

Solomons und Spross unterteilen diese Barrieren in vier Dimensionen:

> ➤ Strategische Barrieren
> ➤ Kulturelle Barrieren
> ➤ Technische Barrieren und
> ➤ Strukturelle Barrieren (Solomons & Spross 2011: 115).

Zu den **strategischen** Barrieren zählt beispielsweise der Zeitmangel. Pflegende haben oftmals keine Zeit, zusätzlich zu der hohen Arbeitsbelastung noch wissenschaftliche Publikationen zu lesen. Viele Mitarbeiter sind außerdem der Meinung, dass die Einführung von EBN in die Praxis zu lange dauert. Des Weiteren besteht oftmals das Problem, dass Führungskräfte andere Zielsetzungen haben als die Implementierung einer evidenzbasierten Pflegepraxis. Hinzu kommt der Mangel an Unterstützung der Verwaltung für die Veränderung der Praxis. Eine weitere strategische Barriere ist die Schwierigkeit bei der Rekrutierung und Bindung von Personal. Außerdem stellt der Mangel an Ressourcen, wie zum Beispiel ein zu hoher Arbeitsaufwand aufgrund zu wenig personeller Ressourcen sowie eine fehlende Infrastruktur zur Umsetzung von EBN ein Problem dar (Solomons & Spross 2011: 115).

Bei den **kulturellen** Barrieren spielt die Haltung der Pflegenden eine große Rolle. Beispielsweise ist es unmöglich, EBN in die Pflegepraxis zu implementieren, wenn Führungskräfte und Mitarbeiter eine abwehrende Haltung gegenüber Veränderungen in der Pflegepraxis haben. Hinzu kommt ein Mangel an Autorität, die Pflegepraxis zu ändern sowie eine mangelnde Werthaltung gegenüber der Wissenschaft und Forschung. Pflegende sind oftmals nicht bereit, EBN in die Praxis zu übernehmen, was eine Einführung von EBN kaum möglich macht. Einige Pflegende sind der Meinung, dass die wissenschaftlichen Erkenntnisse nichts mit der Pflegepraxis am Krankenbett zu tun haben (Solomons & Spross 2011: 116). Im deutschsprachigen Raum treten zusätzlich noch weitere Barrieren auf. Hierzu zählen vor allem sprachliche Barrieren. Wissenschaftliche Studien sind meist in englischer Sprache veröffentlicht. Aufgrund fehlender

Sprachkenntnisse können diese von einigen Pflegenden nicht verstanden werden. Außerdem ist im Gegensatz zu anderen Ländern das Verständnis über die Notwendigkeit und Akzeptanz von Pflegewissenschaft im deutschsprachigen Raum gering und weniger ausgeprägt (Meyer & Köpke 2012: 40).

Als **technische** Barrieren zählen die Autoren, dass die technischen Systeme nicht ausreichend leistungsfähig sind und auch dass der Zugang zu den technischen Systemen und somit auch zu den Forschungsdatenbanken nicht allen Pflegenden gegeben ist. Hinzu kommt, dass die Mitarbeiter unzureichend geschult sind und dadurch Datenbanken wie MEDLINE und CINAHL nicht bedienen können. Dies führt dazu, dass wichtige Informationen nicht gefunden werden (Solomons & Spross 2011: 116f.).

Der fehlende Zugang zu Forschungsergebnissen aufgrund eines mangelnden Bewusstseins für die Forschung und die Zugangsmöglichkeiten stellt eine **strukturelle** Barriere dar. Ebenfalls hierzu zählt, dass die Informationen nicht an einem Ort gesammelt wurden, sondern an mehreren Orten, in mehreren Journals etc. aufbewahrt sind. Außerdem sehen es Mitarbeiter als eine Barriere, dass es zu viele Journals gibt, in denen Forschungsergebnisse veröffentlicht werden. Hinzu kommt die komplexe wissenschaftliche Sprache (Solomons & Spross 2011: 117). Die strukturellen Rahmenbedingungen bereits in der Ausbildung des Pflegeberufs erschweren die Implementierung von EBN in die Praxis ebenfalls stark. Beispielsweise sind die theoretischen und die praktischen Lehrpläne in der Ausbildung nicht synchron, was dazu führt, dass theoretisch erlernt Kenntnisse nicht zeitnah in der Praxis angewandt werden und umgekehrt (Behr et al. 2015: 121).

Eine weitere strukturelle Herausforderung stellen die organisatorischen Rahmenbedingungen dar. Zu betrachten sind an dieser Stelle drei Ebenen - die Mikroebene, die Mesoebene und die Makroebene. Auf der Mikroebene befinden sich die Pflegenden, also die Pflege direkt „am Bett". Die Implementierung wissenschaftlicher Erkenntnisse auf dieser Ebene ist besonders wichtig, da diese zur Verbesserung der Pflegequalität beitragen. Jedoch besteht unter anderem aufgrund des Zeitmangels das Problem, die komplette Methode neben der Pflegepraxis zu integrieren. Als Mesoebene wird die Institution bezeichnet, in welcher speziell ausgebildete Pflegeexperten z.B. in Qualitätszirkeln oder Arbeitsgruppen zu finden sind. Auch Bereichsleitungen gehören dazu. Zwar sind diese in der Lage, die Methode der EBN zu verstehen und besitzen die notwendigen Kompetenzen, arbeiten aber meist nicht direkt am Patienten, sodass die Theorie nicht auf direktem Weg in die Praxis umgesetzt werden kann. Die Erarbeitung von Gesetzen und Vorschriften erfolgt auf der Makroebene. Auf dieser Ebene besteht ebenfalls das Problem, dass die Kompetenzen zwar vorhanden sind, die Verantwortlichen aber nicht an der direkten Pflege beteiligt sind. Sie können lediglich Handlungsempfehlungen bereitstellen (Hanns & Langer 2003: 7f.).

3.2 Lösungsansätze zur Implementierung von EBN in die Praxis

Im Folgenden sollen nun auf Basis von Studienergebnissen sowie unter Einbezug persönlicher Ideen Lösungsansätze zur Überwindung des Theorie-Praxis-Konflikts vorgeschlagen werden. Auch diese werden, wie die Barrieren, in die vier Dimensionen – strategisch, kulturell, technisch und strukturell – unterteilt. In einigen Studien davon konnte in der Praxis eine Verbesserung der Implementierung von EBN nachgewiesen werden, bei manchen Studien wurde dies nicht evaluiert. Anzumerken hierbei ist, dass die vier Dimensionen nicht immer eindeutig voneinander abgrenzbar sind. Beispielsweise können einige strategische Lösungsansätze ebenfalls als z.B. kulturelle Lösungsansätze betrachtet werden.

Aus **strategischer** Sicht scheint es durchaus sinnvoll zu sein, EBN in Stellenbeschreibungen zu integrieren und in die Einarbeitung von neuen Mitarbeitern einzubinden. Wenn Mitarbeitern während ihrer Arbeitszeit Zeit für Forschung und Implementierung von Praxisveränderungen eingeräumt wird, könnte die Barriere „Zeitmangel" überwunden werden. Von großer Bedeutung bei der Implementierung von EBN ist die leitende Führungskraft, beispielsweise die Pflegedienstleitung. Diese soll die Implementierung unterstützen, sich dafür engagieren und EBN in alle Kommunikationen einbeziehen. Den Mitarbeitern muss vermittelt werden, dass die Führungsebene von EBN überzeugt ist und die Prozesse „von oben" unterstützt und gelebt werden. Somit kann die Motivation und Bereitschaft der Mitarbeiter erhöht werden. Führungskräfte sollten ihren Mitarbeitern außerdem Ressourcen für EBN-Schulungen zur Verfügung stellen, damit die Mitarbeiter ein Verständnis für EBN erfahren und deren große Bedeutsamkeit kennenlernen. Ein weiterer Lösungsansatz ist die Veröffentlichung eines monatlichen EBN-Newsletters. Die Inhalte darin sollten Forschungaktivitäten und die Bedeutung von EBN beschreiben. Dadurch erfahren die Mitarbeiter einen Mehrwert und können tiefere Kenntnisse in das Thema EBN erlangen. (Solomons & Spross 2011: 115f.).

Um **kulturelle** Barrieren zu überwinden, könnten EBN-Experten ernannt werden. Diese sollen dabei unterstützten, das Interesse und die Beteiligung der Mitarbeiter an der Forschung zu fördern. Durch die Etablierung eines jährlichen Forschungssymposiums und der Teilnahme des Pflegepersonals an diesem, könnte die Haltung der Pflegenden gegenüber pflegewissenschaftlichen Forschungsergebnissen positiv beeinflusst werden. Damit sich die Mitarbeiter an der Forschung partizipieren, sollte deren Motivation erhöht werden. Dies könnte geschehen, indem das Pflegepersonal für deren kritisches Denken belohnt wird (Solomons & Spross 2011: 116). Des Weiteren könnten Englischkurse für das Pflegepersonal angeboten werden, damit die, häufig in englischer Sprache vorliegenden, wissenschaftlichen Publikationen besser verstanden werden können.

Durch praktische Schulungen für die Suche in wissenschaftlichen Datenbanken wie CINAHL etc. kann der Zugang zu Forschungsergebnissen erleichtert und somit **technische** Barrieren überwunden werden. Des Weiteren sollten Kurse angeboten werden, in welchen die Mitarbeiter lernen, wie sie einen Zugang zu Forschungsergebnissen erhalten können und wie deren Inhalte zu interpretieren sind. Hier kann die Erstellung eines Handbuchs helfen, das die Verknüpfung von Forschung und Praxis veranschaulicht und verständlich aufbereitet. Von essentieller Bedeutung ist es außerdem, dass Mitarbeiter in den sechs Schritten des EBN Prozesses geschult werden (Solomons & Spross 2011: 117).

Um **strukturelle** Barrieren zu überwinden, sollten Forschungsergebnisse in ein leicht verständliches Format transferiert werden. Dies kann dazu führen, dass die Forschung für Pflegekräfte zugänglicher gemacht wird. Im besten Fall sollten diese vereinfachten Texte dann über E-Mails verteilt werden, sodass jeder Zugriff darauf hat (Solomons & Spross 2011: 117). Außerdem empfiehlt sich ein Glossar als äußerst hilfreich, in welchem gängige wissenschaftliche Ausdrücke erläutert werden. Ein Beispiel bietet hierfür die Uni Halle im Bereich der evidenzbasierten Medizin. Dieses könnte an die evidenzbasierte Pflege angepasst werden (Deutsches Netzwerk Evidenzbasierte Medizin e.V.: 2021).

Außerdem ist von großer Bedeutung, dass die strukturellen Rahmenbedingungen, schon in der Ausbildung des Pflegeberufs, auf die evidenzbasierte Pflege ausgerichtet werden. In den letzten Jahren gab es hier einen deutlichen Umbruch und einige Verbesserungen, wie z.B. die generalisitische Pflegeausbildung sowie die Einführung einer primärqualifizierenden Pflegeausbildung an Hochschulen. Durch das Bachelorstudium werden die Absolventen dazu befähigt, auf Basis der neuesten pflegewissenschaftlichen Erkenntnisse zu handeln sowie das theoretische und das praktische Pflegewissen zu verknüpfen (BMFSFJ o.J.). Hierdurch können die wissenschaftlichen Forschungsergebnisse direkt in die Praxis „am Bett" implementiert werden. Jedoch ist an dieser Stelle zu beachten, dass die Attraktivität dieses Studiums deutlich erhöht werden muss, denn neben diesem primärqualifizierenden Studium gibt es noch einige andere Studienmodelle, welche auf den ersten Blick evtl. attraktiver für Studieninteressierte erscheinen. Beispielsweise gibt es für das primärqualifizierende Studium keine finanzielle Vergütung (Schmidt & Hüsken 2019: 1).

Des Weiteren sollten Praxisanleiter, welche die Auszubildenden während ihrer Ausbildung in der Praxis begleiten, zukünftig ebenfalls mit den notwendigen pflegewissenschaftlichen Kompetenzen und Ressourcen ausgestattet werden. Denn nur wenn diese ein Verständnis für evidenzbasierte Pflege bekommen, können sie dieses auch an ihre Auszubildenden weitergeben und somit den Theorie-Praxis Transfer von evidenzbasierter Pflege ermöglichen (Behr et al. 2015: 121).

Ein möglicher Ansatz zur Integration von EBN auf allen drei Ebenen, dass vorerst alle Fragestellungen gesammelt werden und auf übergeordneter Ebene (Meso- und Markoebene) einheitliche Lösungen gefunden werden. Die Literaturrecherche und die kritische Beurteilung sollte auf der Meso- und Makroebene erfolgen, da auf der Mikroebene kaum Zeit dafür bleibt (Hanns & Langer 2003: 8). Zuletzt stellt sich die Frage, wie diese Ergebnisse an den Patienten gelangen. Hierfür würde sich eventuell ein EBN-

Experte empfehlen. Dieser sollte teilweise in der Pflege arbeiten, sich teilweise aber auch auf EBN konzentrieren. Er sollte sich kontinuierlich über aktuelle pflegewissenschaftliche Erkenntnisse informieren. Diese kann er dann entweder selbst direkt am Patienten anwenden oder über Schulungen bzw. durch einfache Kommunikation an die Pflegenden weitergeben.

Die nachfolgende Tabelle stellt die jeweiligen Barrieren mit daraus abgeleiteten Lösungsansätzen zusammengefasst dar.

Dimension	Barrieren	Lösungsansätze
Strategisch	➢ Mangelnde zeitliche und personelle Ressourcen ➢ Führungskräfte haben andere Zielsetzungen ➢ Mangelnde Unterstützung der Verwaltung ➢ Fehlende Infrastruktur zur Umsetzung von EBN ➢ Schwierigkeit bei der Rekrutierung und Bindung von Personal	➢ Einräumen von Zeitfenstern für Forschung und zur Implementierung von Praxisveränderungen ➢ Führungskräfte sollen die Implementierung von EBN in die Praxis unterstützen und sich dafür engagieren ➢ Führungskräfte sollen EBN in alle Kommunikationen einbinden ➢ Ressourcen für EBN Schulungen einräumen ➢ EBN in Stellenbeschreibungen integrieren und in die Einarbeitung von neuen Mitarbeitern einbinden ➢ EBN-Newsletter
Kulturell	➢ Haltung der Pflegenden ➢ Mangelnde Werthaltung gegenüber der Wissenschaft und Forschung ➢ Mangel an Autorität, die Pflegepraxis zu verändern ➢ Sprachliche Barrieren ➢ Geringes Verständnis für die Notwendigkeit und Akzeptanz von Pflegewissenschaft	➢ EBN-Experten ernennen ➢ Jährliches Forschungssymposium für Mitarbeiter in der Pflege ➢ Erhöhung der Motivation der Mitarbeiter, sich am EBN Prozess zu partizipieren durch Belohnungen ➢ Englischkurse für Mitarbeiter anbieten
Technisch	➢ Fehlender Zugang zu technischen Systemen und somit zu Forschungsdatenbanken für Pflegende	➢ Schaffung eines Zugangs zu technischen Systemen ➢ Praktische Schulungen für die Suche in wissenschaftlichen Datenbanken

	➢ Mitarbeiter können wissenschaftliche Datenbanken nicht bedienen	➢ Handbuch für das Pflegepersonal entwickeln mit Informationen, wie sie Zugang zu Forschungsergebnissen bekommen und wie sie diese in die Praxis umsetzen ➢ Mitarbeiter in den 6 Schritten des EBN Prozesses schulen
Strukturell	➢ Informationen sind nicht strukturiert an einem Ort zu finden ➢ Komplexe wissenschaftliche Sprache ➢ Fehlender Zugang zu Forschungsergebnissen aufgrund eines mangelnden Bewusstseins für die Forschung und die Zugangsmöglichkeiten ➢ Theoretische und praktische Lehrpläne in der Pflegeausbildung verlaufen nicht synchron ➢ Keine ausreichenden pflegewissenschaftlichen Unterrichtseinheiten in der Ausbildung ➢ Keine gute Verknüpfung der Makro-, Meso- und Mikroebene	➢ Forschungsergebnisse in ein leicht verständliches Format umwandeln und über E-Mails und Online Foren verteilen ➢ Wissenschaftliches Glossar ➢ Bessere Abstimmung der theoretischen und praktischen Lehrinhalte während der Ausbildung ➢ primärqualifizierendes Pflegestudium präsenter machen und attraktiver gestalten ➢ Praxisanleiter, mit den notwendigen pflegewissenschaftlichen Kompetenzen und Ressourcen ausstatten ➢ Stabstelle entwickeln, welche teilweise in der Pflege arbeitet sich teilweise aber auch auf EBN konzentriert, um die drei Ebenen zu verknüpfen

Tabelle 1: Barrieren und daraus abgeleitete Lösungsansätze zur Implementierung von EBN in die Praxis. (Eigene Darstellung in Anlehnung an Behr et al. 2015: 121; Schmidt & Hüsken 2019: 1; Solomons & Spross 2011: 115-117).

4   Zusammenfassung

Zusammengefasst lässt sich sagen, dass die Bedeutung von EBN aufgrund des demografischen Wandels und den damit verbundenen komplexeren Krankheitsbildern steigt. Aus diesem Grund ist eine Akademisierung des Pflegeberufs unerlässlich. Das Treffen von Entscheidungen allein aufgrund von Patientenpräferenzen oder auf Grundlage eigener Erfahrungen birgt eine große Gefahr für Patienten. Deshalb ist es von großer Bedeutung, die vier Komponenten – Expertise der Pflegenden, Ziele der Pflegebedürftigen, Ergebnisse der Pflegeforschung, Umgebungsbedingungen – bei der Entscheidungsfindung zu berücksichtigen. Dies bedeutet, dass die externe und interne Evidenz miteinander verknüpft werden müssen und auf dessen Grundlage Entscheidungen getroffen werden. Für eine ausreichende interne Evidenz ist eine Akademisierung des Pflegeberufs notwendig. Studien zeigten, dass die direkte Pflege am Patienten durch Pflegeakademiker zu besseren Patientenergebnissen geführt haben (Friesacher 2009: 3; Darmann-Finck & Reuschenbach 2018: 163).

Die Akademisierung des Pflegeberufs befindet sich in Deutschland noch in einer frühen Entwicklungsphase. Die Akademikerquote in der direkten Pflege liegt bisher bei 1%, das Ziel sind 10-20%. Problematisch ist, dass Pflegeakademiker, welche eine Ausbildung zur Pflegefachkraft und anschließend ein Studium mit pflegerischem Schwerpunkt absolviert haben, bisher eher in Leitungspositionen arbeiten. Demnach dienen sie in den meisten Fällen nur als „Vermittler". Ziel ist es aber, dass diese höher qualifizierten Pflegefachkräfte in der direkten Pflege am Patienten arbeiten, da sie in der Lage sind, die wissenschaftlichen Ergebnisse direkt am Patienten anzuwenden. Innerhalb der letzten Jahre gab es hier einen Umbruch, welcher ein primärqualifizierendes Pflege-Hochschulstudium mit sich brachte. Durch dieses Studium sollen Pflegeakademiker ausgebildet werden, welche direkt am Bett arbeiten und somit die geforderte Akademikerquote erreicht wird.

EBN ist gesetzlich verankert und spielt eine große Rolle bei der Qualitätssicherung, denn wie bereits erwähnt führt die Versorgung auf evidenzbasierter Grundlage zu besseren Patientenergebnissen. Eine wichtige Schlüsselfigur im Rahmen der Qualitätssicherung ist das DNQP. Dieses entwickelt Standards, welche in der Praxis angewendet werden sollen, um die Qualität zu sichern.

Bei der Implementierung von wissenschaftlichen Erkenntnissen in die Praxis treten einige Barrieren auf. Die Methode von EBN soll mit ihren sechs Schritten diesen Theorie-Praxis-Transfer unterstützen. Dennoch treten im Rahmen dieser Methode ebenfalls Barrieren auf, für welche im Rahmen dieser Arbeit Lösungsansätze herausgearbeitet werden konnten. Die auftretenden Barrieren mit deren Lösungsansätze sind in Tabelle 1 zusammengefasst dargestellt. Ein großes Problem, welches die Einführung von EBN im deutschsprachigen Raum erschwert, sind die Rahmenbedingungen in der Ausbildung. Sowohl Auszubildende als auch Studierende und Praxisanleiter sollten unbedingt tiefere evidenzbasierte Kenntnisse im Rahmen ihrer Ausbildung erlangen. Das neue Pflegeberufsgesetz ist hierfür ein wichtiger Schritt in die richtige Richtung.

5 Fazit und Ausblick

Abschließend ist festzuhalten, dass Evidence-based Nursing ein komplexes Thema ist, welches nicht einfach in die Praxis zu implementieren ist. Innerhalb der letzten Jahre hat sich dieses Thema auch in Deutschland weiterentwickelt, jedoch besteht weiterhin großer Handlungsbedarf. Die auf der Makroebene entwickelte Pflegestandards sind ein Schritt in die richtige Richtung. Allerdings ist auch hier zu beachten, dass die Pflegenden Zeit bekommen müssen um diese durchzulesen und letztendlich anzuwenden.

Mit Blick in die Zukunft kann gesagt werden, dass einige Voraussetzungen für eine erfolgreiche Implementierung von EBN in die Praxis erfüllt sein müssen. Von essentieller Bedeutung ist dabei die Haltung der Pflegenden. Denn das Interesse an der Forschung und der Anwendung von wissenschaftlichen Erkenntnissen in der Praxis müssen unbedingt gegeben sein. Außerdem müssen die Pflegenden die Kompetenz besitzen, wissenschaftliche Informationen verarbeiten zu können. Aus diesen Informationen müssen sie Schlussfolgerungen für das pflegerische Handeln in der Praxis ableiten können. Diese Kompetenz kann durch eine akademische Ausbildung erlangt werden.

Des Weiteren muss die Organisation die Möglichkeit bieten, auf wissenschaftlicher Basis zu handeln. Hierfür sollten Rahmenbedingungen wie der Zugang zu Forschungsergebnissen geschaffen werden. Außerdem sollte den Pflegenden Zeit gegeben werden, um wissenschaftliche Forschungsergebnisse zu lesen und zu verstehen. Hierfür muss eine Infrastruktur geschaffen werden, die einen Zugang zu Forschungsergebnissen ermöglicht. Dies bedeutet auch, dass die Ergebnisse für die Anwendung in der Praxis aufbereitet sein müssen (Meyer et al. 2013: 32). Der Aufbau einer Stabstelle, welche die Rolle als EBN-Experte einnimmt, scheint eine plausible Lösung zu sein, um EBN erfolgreich in die Praxis zu implementieren.

Literaturverzeichnis

Behr T., Freifrau von Hirschberg K.-R., Höfert R., Huneke M., Kähler B., Neumann S. et al. (2015): *Positionspapier: Empfehlungen zur Qualitätssteigerung und –sicherung der Altenpflegeausbildung in Deutschland* in: Behr T. (Hrsg.). Aufbruch Pflege. Hintergründe-Analysen-Entwicklungsperspektiven. Wiesbaden: Springer.

Behrens J., Langer G. (2016): *Evidence-based Nursing and Caring. Methoden und Ethik der Pflegepraxis und Versorgungsforschung – Vertrauensbildende Entzauberung der „Wissenschaft".* 4. Überarbeitet und ergänzte Auflage. Bern: Hogrefe.

Breimeier H.E., Lohrmann C. (2011): *Pflegeforschung und Pflegepraxis. „Forschungs- und Wissenstransfer in der pflegerischen Praxis".* Graz: Institut für Pflegewissenschaft.

BMFSFJ (o.J.): Pflegestudium. Online verfügbar unter Bundesministerium für Familie, Senioren, Frauen und Jugend. URL https://www.pflegeausbildung.net/alles-zur-ausbildung/pflegestudium.html. Letzter Zugriff am 20.07.2021.

Büscher A., Blumenberg P. (2012): Evidenz in den nationalen Expertenstandards für die Pflege. *Pflege und Gesellschaft, 17*(1), S. 21-35.

Darmann-Finck I., Reuschenbach B. (2018): *Qualität und Qualifikation: Schwerpunkt Akademisierung der Pflege* in Jacobs K., Kuhlmey A., Greß S. Klauber J., Schwinger A. (Hrsg.). Pflege-Report 2016 "Die Pflegenden im Fokus". Stuttgart: Schattauer, S. 163-172.

Deutsches Netzwerk Evidenzbasierte Medizin e.V. (2021): EbM-Glossar. Online verfügbar unter Deutsches Netzwerk Evidenzbasierte Medizin e.V. URL https://www.ebm-netzwerk.de/de/service-ressourcen/ebm-glossar. Letzter Zugriff am 20.07.2021.

Fleischmann N. (2013): *Arbeitsmarktperspektiven für Absolventen pflegebezogener Studiengänge* in Zängl P. (Hrsg.). Pflegeforschung trifft Pflegepraxis. Jahrbuch 2012/20113 des Norddeutschen Zentrums für Weiterentwicklung der Pflege. Wiesbaden: Springer, S. 91-111.

Friesacher H. (2009): Professionalisierung in Zeiten von Evidenzbasierter Praxis. *IPP-info 5*(7), S. 2-3.

Hanns S., Langer G. (2003): Evidence-based Nursing. *Hallesche Beiträge zu den Gesundheits- und Pflegewissenschaften 2*(1), S. 1-11.

Heitmann-Reuter D. (2019): Pflegestudiengänge in Deutschland. *Pflegezeitschrift 72*(8), S. 59-61.

Herr-Wilbert, I. (2008): Evidence-based Nursing (EBN) – Ein wichtiger Baustein der pflegerischen Entscheidung. *Kinderkrankenschwester, 27*(4), S.142- 147.

Hochschule Osnarbrück (2021): Informationen zum DNQP. Online verfügbar unter Hochschule Osnarbrück. URL: https://www.dnqp.de/informationen-zum-dnqp/. Letzter Zugriff am 20.07.2021.

Kälble K., Pundt J. (2016): *Pflege und Pflegebildung im Wandel* – der Beruf zwischen generalisitscher Ausbildung und Akademisierung in: Jacobs K., Kuhlmey A., Greß

S. Klauber J., Schwinger A. (Hrsg.). Pflege-Report 2016 "Die Pflegenden im Fokus". Stuttgart: Schattauer, S. 37-50.

Köpke S., Meyer G. (2013): *Aktuelle Entwicklungen in der Pflegeforschung* in: Zängl P. (Hrsg.). Pflegeforschung trifft Pflegepraxis. Jahrbuch 2012/2013 des Norddeutschen Zentrums für Weiterentwicklung der Pflege. Wiesbaden: Springer, S. 51-65.

Marquardt L. (2013): *Evidenzbasierte Medizin und Pflege* in Fiedler C., Köhrmann M., Kollmar R. Pflegewissen Stroke Unit. Berlin, Heidelberg: Springer, S. 13-22.

Meyer G., Köpke S. (2012): Wie kann der beste pflegewissenschaftliche Kenntnisstand in die Pflegepraxis gelangen? *Pflege und Gesellschaft, 17*(1), S. 36-43.

Meyer-Kühling I. (2019): Akademisierung fördern. *Pflegezeitschrift, 72*(8), S. 17-19.

Rogalski H., Hoffmann W., Hingst P., Oppermann R. F. Dreier A. (2013): *Demografie, medizinisch-pflegerische Versorgung und akademische Pflegebildung:* Das kooperative Beispiel der Universitätsmedizin Greifswald und dem Fachbereich Gesundheit, Pflege, Management der Hochschule Neubrandenburg in: Zängl P. (Hrsg.). Pflegeforschung trifft Pflegepraxis. Jahrbuch 2012/2013 des Norddeutschen Zentrums für Weiterentwicklung der Pflege. Wiesbaden: Springer, S. 111-129.

Schilder M. (2010): Zur Bedeutung der klinischen Pflegewissenschaft für eine forschungsbasierte Praxisentwicklung. *Pflege und Gesellschaft, 15*(1), S. 48-62.

Schlömer G. (2000): Evidence-based nursing: Eine Methode für die Pflege. *Pflege, 13*(1), S. 47—52.

Schmidt A., Hüsken M. (2019): *Hochschulische Primärqualifizierung in der Pflege fördern.* Berlin: Lenkungsgruppe junge Pflege im DBfK.

Solomons N.; Spross J. (2011): Evidence-based practice barriers and facilitators from acontinuous quality improvement perspective: an integrative review. *Journal of Nursing Management, 19,* S. 109-120.

Tannen A., Feuchtinger J., Strohbücker B., Kocks A. (2016): Survey zur Einindung von Pflegefachpersonen mit Hochschulabschlüssen an deutschen Universitätskliniken - Srand 2015. *Zeitschrift für Evidenz, Fortbildung und Qualität im Gesundheitswesen, 120,* S. 39–46.

Rechtsquellenverzeichnis

AltPflG – Gesetz über die Berufe in der Altenpflege (Altenpflegegesetz – AltPflG)) neu-gefasst durch B. v. 25.08.2003 BGBl. I S. 1690; zuletzt geändert durch Artikel 14 G. v. 15.08.2019 BGBl. I S. 1307.

KrPflG – Gesetz über die Berufe in der Krankenpflege (Krankenpflegegesetz – KrPfG), Artikel 1 G. v. 16.07.2003 BGBl. I S. 1442; zuletzt geändert durch Artikel 12 G. v. 15.08.2019 BGBl. I S. 1307.

PflBG – Gesetz über Pflegeberufe (Pflegeberufegesetz – PflBG), 17.07.2017 BGBl. I S. 2581; zuletzt geändert durch Art. 9 G v. 19.5.2020 I 1018.

SGB V – Sozialgesetzbuch (SGB) Fünftes Buch (V) Gesetzliche Krankenversicherung, 20.12.1988 BGBl. I S. 2477; zuletzt geändert durch Art. 4 G v. 23.06.2021 I 1982.

SGB XI – Sozialgesetzbuch (SGB) Elftes Buch (XI) Soziale Pflegeversicherung, 26.05.1994 BGBl. I S. 1014, 1015; zuletzt geändert durch Art. 15 G v. 28.3.2021 I 591.